I0000180

NOTICE

SUR LES

EAUX MINÉRALES DE COUZAN

SAIL-SOUS-COUZAN (LOIRE)

PAR

Le docteur E. GOIN

Médecin-inspecteur des eaux minérales de Couzan,
Membre titulaire de la Société d'hydrologie médicale de Paris.

PARIS

GERMER BAILLIÈRE, LIBRAIRE-ÉDITEUR

RUE DE L'ÉCOLE-DE-MÉDECINE, 17

1867

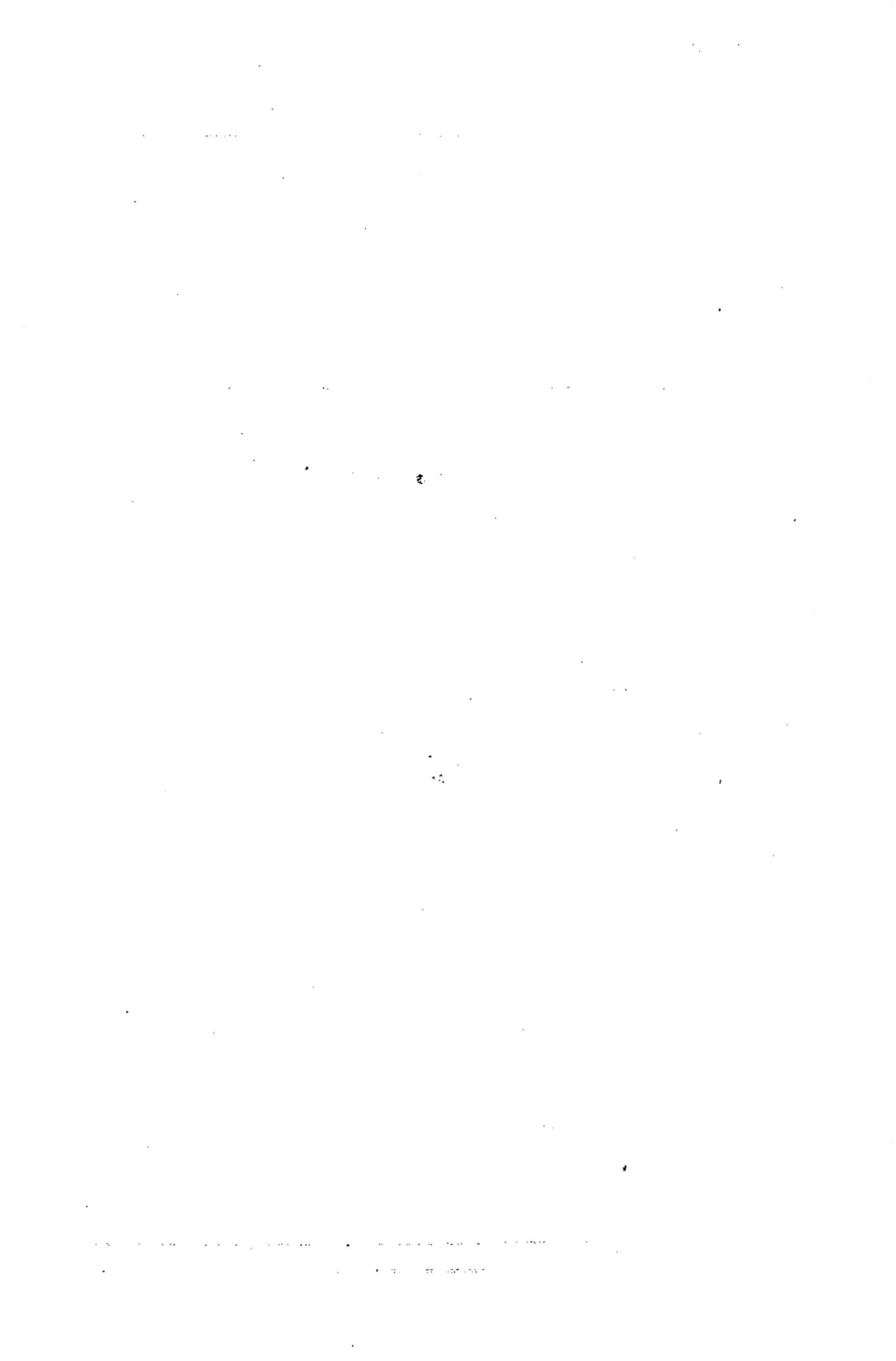

NOTICE

SUR LES

EAUX MINÉRALES DE COUZAN

SAIL-SOUS-COUZAN (LOIRE)

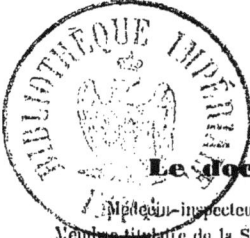

PAR

Le docteur E. GOIN

Médecin-inspecteur des eaux minérales de Couzan,
Membre titulaire de la Société d'hydrologie médicale de Paris.

PARIS

GERMER BAILLIÈRE, LIBRAIRE-ÉDITEUR

RUE DE L'ÉCOLE-DE-MÉDECINE, 17

1867

Paris. — Imprimerie de E. MARTINET, rue Mignon, 2.

PRÉFACE

Depuis quatre ans de nombreuses améliorations ont été introduites à Sail-sous-Couzan. Une source nouvelle a été découverte, aménagée et analysée ; un établissement de bains, contenant les appareils nécessaires à l'hydrothérapie et au traitement par l'acide carbonique, a été installé, etc.

Depuis que ces changements se sont opérés, aucune étude n'a été faite en vue de renseigner les médecins sur les nouvelles ressources que cette station peut leur offrir, et cependant il vient chaque année à Couzan environ cinq cents malades.

J'ai donc cru répondre à une question d'opportunité en publiant cette notice. Tel a été, du moins, le motif qui m'a guidé, tel est aussi le seul mérite auquel aspire cet exposé.

Mon intention est de ne donner ici qu'un résumé très-succinct de ce qui existe actuellement à Couzan. C'est, il me semble, le meilleur moyen de faire pressentir les indications auxquelles ces eaux minérales peuvent répondre.

J'ai dû nécessairement, dans un travail de ce genre, écourter ce qui concerne les effets thérapeutiques ; je n'ai fait également qu'ébaucher ce qui a trait à l'emploi de l'acide carbonique. J'espère dans une étude ultérieure, débarrassé alors de toute description préalable, aborder d'une façon plus détaillée et plus complète les questions purement médicales. Je n'ai en vue, ici, que de fournir à mes confrères des documents qui leur permettent de compter sur des applications nouvelles, et de donner à l'histoire hydrologique de Couzan des éléments qui lui manquaient.

Paris, juin 1867.

NOTICE

SUR LES

EAUX MINÉRALES DE COUZAN

SAIL-SOUS-COUZAN (LOIRE)

CHAPITRE PREMIER.

TOPOGRAPHIE. — CLIMATOLOGIE. — GÉOLOGIE.

Le village de Sail-sous-Couzan appartient au canton de Saint-Georges en Couzan, à l'arrondissement de Montbrison, et au département de la Loire. Il est situé à 5 kilomètres de la petite ville de Boën, sur la rive gauche de la Loire, et à environ 20 kilomètres de ce fleuve.

On y arrive par le chemin de fer de Paris à Lyon (ligne du Bourbonnais) que l'on quitte à la station de Feurs (1) ; de là on se rend directement à Boën en tra-

(1) Un service d'omnibus correspond au départ et à l'arrivée des trains. — Une ligne de chemin de fer, devant relier Lyon et Saint-Étienne avec Thiers et Clermont, en passant par Montbrison et Boën, est en voie d'exécution. On a tout lieu de croire, d'après le dernier tracé, qu'une station existera à quelques minutes de Couzan. Actuellement cet embranchement est terminé jusqu'à Montbrison, où l'on trouve des voitures faisant un service régulier entre cette ville et Couzan.

versant la plaine du Forez. Cette route droite, triste et
monotone, semble destinée, par un contraste frappant, à
faire admirer davantage la dernière étape qui reste à
faire entre Boën et Sail. En effet, à peine a-t-on quitté
Boën que, sans aucune transition et comme si l'on assis-
tait à un lever de rideau, on se trouve transporté d'une
vaste plaine nue et poudreuse au milieu d'une nature
fraîche, ombragée et pittoresque à l'infini. On vient
d'entrer dans cette riante vallée du Lignon si poétique-
ment décrite par Honoré d'Urfé, dans son roman de
l'*Astrée*.

Une route plane serpente dans la vallée, entourée de
monticules et de chaînes de montagnes qui s'enchevê-
trent de mille manières et présentent des aspects aussi
variés qu'inattendus. Tel versant s'offre à la vue escarpé
et sauvage, tel autre est couvert jusqu'à son sommet
d'une riche végétation; ici la vigne croît sur tout un
pan de montagne, là on aperçoit la sombre verdure des
sapins, et, comme pour reposer les regards, la route est
bordée sur tout son parcours de délicieuses et fraîches
prairies qu'arrosent divers cours d'eau.

Bientôt, à un brusque détour de la route, on aperçoit les vastes et imposantes ruines du château de
Couzan, qui couronnent le sommet d'une montagne en
forme de cône, au pied de laquelle s'étale le village de
Sail-sous-Couzan.

Que l'on se figure cette vallée du Lignon, dont on
vient de parcourir une partie en remontant le cours de
sa rivière, se bifurquer à la base de cette montagne de
Couzan, et l'on pourra se faire une idée de la configura-
tion du bassin de Sail. C'est une sorte de triangle abrité

par trois montagnes distinctes : à l'est est la chaîne qui
borde le Lignon ; cette rivière, l'affluent le plus considérable de la Loire dans le département, offre au pays,
outre la beauté de ses rives, l'immense avantage d'une
eau toujours limpide et qui ne fait jamais défaut. Au
nord-ouest se trouve une autre chaîne de montagnes qui
domine une seconde vallée où coule le Chagnon, rivière
plus modeste, mais dont les bords ne sont pas moins
accidentés que ceux du Lignon. Ces deux cours d'eau
se réunissent au bas du village. Enfin au sud-est s'élève
la montagne de Couzan qui sépare les deux vallées et
les deux rivières dont nous venons de parler.

Ce pays si heureusement situé est à l'abri des grands
froids et des orages, la température y est généralement
douce, mais pour peu qu'on s'élève sur les montagnes,
on sent un air vif contre lequel les promeneurs doivent
se tenir en garde.

« D'après les notes géologiques, que nous devons à
M. Virollet, dit M. Lefort, les sources de Sail-sous-
Couzan jaillissent d'une roche granitique à base d'albite
(granite porphyroïde), que quelques géologues ont prise
pour un porphyre, mais la présence du mica bien carac-
térisée ne laisse aucun doute sur sa nature granitique.
Son feldspath à base de soude est tellement modifié,
amorphe, et ressemble si bien à une pâte, qu'à première
vue on a pu confondre cette roche avec un porphyre
quartzifère. Toute la montagne de Couzan est composée
de cette nature de roche plus ou moins cristalline.

Dans le voisinage on découvre quelques poussées de
basalte, à filons de galène (sulfure de plomb) et de sul-
fate de baryte, disséminées sur divers points de la roche.

On rencontre encore de la pyrite de fer injectée dans le granite même qui sert de griffons aux sources. »

« La source de Couzan, dit M. Grunner, sort de la grande fracture de la vallée d'Auzon, le long de laquelle le granit des montagnes du Forez fut soulevé au delà du niveau du grès anthraxifère. Au lieu d'eaux silico-plombeuses et barytiques, qui longtemps ont dû parcourir cette puissante fente, il ne s'en échappe plus maintenant qu'une eau froide alcalino-saline, fortement chargée d'acide carbonique. »

ENVIRONS DE COUZAN.

Les environs de Couzan offrent des buts de promenade aussi nombreux que variés. Quand on parcourt ce pays pour la première fois, on est frappé de la diversité de ses aspects ; à chaque pas que l'on fait, apparaît, avec une soudaineté remarquable, un tableau nouveau. Tantôt c'est la nature dans toute sa sauvagerie primitive, tantôt ce sont des points de vues grandioses qui excitent l'admiration des touristes. Ici de frais et ravissants paysages semblent convier à l'oubli des passions humaines ; là le bruit des cascades rompt seul la monotonie du silence des bois.

Les archéologues, les entomologistes et les botanistes trouvent d'amples moissons à faire dans leurs excursions. — Tout d'abord, on doit une première visite au château de Couzan qu'on aperçoit perché au-dessus du village. L'aspect de ses imposantes murailles et de sa forteresse, dont on fait remonter la fondation au VIIIe siècle, est non moins majestueux que l'immense panorama qui se développe au loin et que l'œil peut à peine embrasser et parcourir.

En descendant le cours du Lignon et à 2 kilomètres de Couzan, on ira voir l'abbaye de Leigneux, fondée en 1050 et convertie en chapitre noble en 1748. Une autre fois la curiosité vous attirera jusqu'à Montverdun, ancien monastère qui couronne un monticule basaltique. Fondé en 1020, il était dédié à saint Porcaire, martyrisé en ce lieu par les Sarrazins, en 780.

En continuant un peu plus loin on arrive bientôt au château de La Bâtie, l'ancien manoir des comtes du Forez. Ce château, qui contient encore beaucoup de traces de son ancienne splendeur, était la demeure ordinaire de la famille d'Urfé, et c'est là qu'Honoré d'Urfé écrivit l'*Astrée*. La chapelle, qui est encore aujourd'hui un sujet d'admiration, a été construite par Claude d'Urfé.

Désire-t-on diriger ses pas du côté des montagnes, là encore on aura de nombreuses et intéressantes excursions à faire. Ici, à une petite distance de Couzan, vous irez voir le saut du Gourmé, cascade qu'alimente le Chagnon.

D'un autre côté, en remontant le Lignon, vous trouverez la grotte des Fayettes et le Pont-du-Diable riches en légendes.

Plus avant vous apercevrez le village de Chalmazel et son vieux château construit au XIIe siècle qui a appartenu aux seigneurs de Marcilly.

Les amateurs de longues courses et de la nature sauvage, dit M. Rimaud, feront l'ascension de Pierre-sur-Autre, point culminant de la province, 1640 mètres ou 1270 mètres au-dessus de la plaine du Forez, Pilat n'étant qu'à 1430 mètres. « De ce point la vue embrasse au loin les vallées de la Loire et de l'Allier ; à l'est, elle s'étend jusqu'au mont Blanc ; au sud-ouest jusqu'au Mézène (1774 mètres), au mont d'Ore (1886 mètres) et au Cantal (1858 mètres) ces trois cimes les plus hautes du plateau central » (Grunner).

Je crois inutile de poursuivre plus loin l'énumération des nombreuses excursions qui se font journellement dans les environs de Couzan. Je me suis borné à mentionner ce qu'il y avait de plus frappant ; cela suffira, je pense, pour donner une idée de la variété et de la richesse du pays.

Il y a cependant un grave reproche qu'on est en droit d'adresser à cette station : c'est de ne pas avoir des hôtels et des logements en rapport avec les exigences de notre époque. Toutes les maisons de Couzan reçoivent des étrangers pendant l'été, mais nulle part on ne trouve le luxe et le confortable qu'on s'attend à rencontrer partout aujourd'hui. — Espérons cependant que le pays, comprenant ses intérêts, fera tous ses efforts pour faciliter de nouvelles constructions qui soient dignes du brillant avenir assuré à ces eaux minérales.

HISTORIQUE.

Il y a quatre ans à peine, la station de Couzan était dans un état tout à fait primitif et n'offrait pour toute ressource aux malades que la buvette et quelques baignoires très-mal organisées et placées chez les logeurs de la localité.

Les quelques visiteurs étrangers qui de temps en temps apparaissaient dans le pays étaient surpris, au premier aspect, du mauvais état dans lequel on laissait cette station qui semblait réunir toutes les conditions désirables du succès ; mais dès qu'on se rendait compte des premiers éléments nécessaires à une exploitation sérieuse, on comprenait bien vite qu'un point capital devait arrêter toute entreprise : c'était l'insuffisance de l'eau minérale. En effet il n'existait alors qu'une seule source, donnant 360 litres d'eau par heure, ce qui ne pouvait certainement suffire à alimenter un établissement de bains, surtout si l'on tient compte du droit qu'ont les habitants de la commune d'y venir puiser de l'eau à toute heure.

Cette source dont la découverte, dit M. Rimaud, paraît dater de 1612, est mentionnée dans le *Traité analytique des eaux minérales*, par Raulin, 1774 (chap. XIV, II⁰ volume) ; dans l'ouvrage de Richard de la Prade, *Sur les eaux minérales du Forez*, 1778.

En 1803, le docteur de Viry et M. Tamen, pharmacien à Roanne, en firent l'analyse, et quelque temps après M. de Viry publia une notice sur ces eaux. Plus tard, en 1846, une seconde analyse, que nous donnons plus loin, a été faite par M. O. Henry.

Enfin, en 1860, M. le docteur Rimaud (de Saint-Étienne) fit paraître une brochure *Sur les eaux minérales du département de la Loire*, qui renferme le travail le plus important, sans contredit, qui existe sur les eaux de Couzan. On trouve dans cette étude des appréciations médicales si exactes, une description si complète de ce qui existait alors, que si aucun changement n'était survenu depuis, un nouveau travail ne pourrait être aujourd'hui qu'un faible pastiche de celui du docteur Rimaud.

Mais depuis 1860 de nombreuses modifications se sont opérées à Couzan, et voici comment :

On remarquait depuis longtemps, sur la rive droite du Chagnon, rive opposée à celle où jaillit la source qui appartient à la commune, un dégagement assez considérable d'acide carbonique au milieu d'une petite quantité d'eau, ce qui donnait tout lieu de croire à la présence d'une nouvelle source. Toutefois le propriétaire de l'emplacement reculait devant les frais qu'entraîne toujours l'aménagement d'un puits. C'est alors, en 1863, que se forma une société qui devint concessionnaire de la source de la commune et acquit en toute propriété le terrain qui semblait en posséder une nouvelle.

Les premiers travaux de sondage furent immédiatement pratiqués et bientôt on put se convaincre que l'abondance de l'eau minérale viendrait combler une lacune qui jusqu'alors avait arrêté toute initiative. Aussitôt les fondations d'un établissement de bains furent posées, et dès la saison de 1865, il était livré au public, en même temps que s'achevaient les travaux de captage de la source nouvelle.

DESCRIPTION DES SOURCES ET DE L'ÉTABLISSEMENT.

Deux sources existent actuellement à Sail-sous-Couzan. L'une, la plus ancienne, est depuis fort longtemps connue dans le pays sous le nom de *source Fontfort ;* à la nouvelle on a donné le nom de *source Rimaud* en vue de perpétuer le souvenir d'une famille qui, depuis longtemps, a toujours montré un bienveillant intérêt au pays.

Ces deux sources, à environ 50 mètres de distance l'une de l'autre, sont situées sur les bords du Chagnon, la source Fontfort sur la rive gauche, la source Rimaud sur la rive droite.

La première donnant environ 16,000 litres d'eau par jour, est formée par la réunion de six griffons assez considérables qui jaillissent dans un bassin circulaire d'une hauteur de 80 centimètres. Le captage de cette source est loin d'être irréprochable. En effet, lorsqu'on voit, comme nous l'indiquerons tout à l'heure, la nouvelle source déverser abondamment à 5^m,60 au-dessus de ses griffons, on a lieu d'être surpris en voyant le débit de la source Fontfort diminuer considérablement dès qu'on laisse son niveau s'élever au-dessus du robinet d'écoulement placé aux deux tiers supérieurs du puits. Cela est d'autant plus regrettable, que l'aspect des griffons dénote une source des plus importantes, et qu'un isolement bien pratiqué lui donnerait une tout autre valeur.

Le captage de la source Rimaud, dû à M. Virollet, a été exécuté d'une façon beaucoup plus complète. Témoin de tous les travaux j'ai pu constater qu'ils étaient conduits avec autant de soins que d'intelligence, et que rien n'était négligé pour mettre la nouvelle fontaine à l'abri de toute infiltration.

Un puits de 4 mètres de profondeur sur 16 mètres carrés de surface fut creusé dans une roche granitique de plus en plus compacte. Dix griffons furent ainsi mis à découvert, chacun d'eux fut isolé dans une galerie de ciment et amené dans un puits central et circulaire également de ciment et d'une hauteur de $4^m,80$ sur $1^m,20$ de diamètre. Tout le clivage du rocher fut cimenté avec soin et tout l'espace de la fouille resté libre fut rempli de béton hydraulique.

La distance entre les deux sources, avons-nous dit, est de 50 mètres, celle qui existe entre la source Rimaud et le Chagnon est de 20 mètres.

L'élévation du niveau de cette source est à $1^m,30$ au-dessus de la rivière, et à $1^m,70$ au-dessus de la source Fontfort. La hauteur des galeries formant le captage est de 80 centimètres, celle du puits de $4^m,80$ et la hauteur totale de la colonne d'eau des griffons à l'émergence est de $5^m,60$. La margelle s'élève à 70 centimètres au-dessus du sol, à la moitié à peu près se trouvent six robinets, dont trois sont destinés à l'embouteillage et les trois autres aux buveurs.

Une calotte de cuivre, demi-sphérique, s'applique sur les bords de la margelle de façon à être lutée par l'eau elle-même et sert à recueillir le gaz libre qui est conduit et emmagasiné dans un gazomètre situé près de l'établissement.

La quantité d'eau minérale fournie chaque jour par cette fontaine est de 28 800 litres, soit 1200 litres par heure.

On voit, par ce que nous venons de dire, toute l'importance de la source de Rimaud ; en étudiant plus loin ses propriétés chimiques et thérapeutiques on comprendra toute l'influence qu'elle doit avoir sur l'avenir hydrologique de Couzan. Sans elle en effet rien n'était possible et cette station était fatalement vouée, sinon à un oubli complet, du moins à un rôle insignifiant qui ne pouvait être que préjudiciable au pays et aux malades.

L'établissement de bains, situé à environ 100 mètres des sources, est aussi coquettement construit que parfaitement agencé. On y trouve toutes les ressources balnéothérapiques d'une véritable utilité.

25 baignoires, dont 6 de fonte émaillée, sont réparties dans 23 cabinets desservis par une galerie qui est ouverte sur un parterre des plus gracieux. Chaque cabinet est muni d'un tube à aspiration d'acide carbonique et de trois robinets, un pour l'eau minérale et les deux autres pour l'eau douce chaude et froide ; on peut ainsi prendre dans chaque baignoire un bain d'eau minérale ou un bain d'eau douce.

D'un côté sont les numéros pairs, destinés aux hommes ; de l'autre les numéros impairs, destinés aux femmes. A leur jonction, se trouve un salon carré qui renferme 16 tubes à aspiration d'acide carbonique.

Le numéro 5 contient un bain de pieds écossais et une chaise longue pour injections vaginales, soit à l'eau minérale, soit à l'acide carbonique.

Dans le n° 23 existe une douche ascendante. — Derrière l'établissement de bains et communiquant avec lui se trouve une salle d'hydrothérapie qui contient les appareils suivants :

1° Une douche en cercle ;

2° Une douche en pluie à eau chaude ou à eau froide;

3° Une douche en jet avec sept lances de divers diamètres et de formes diverses ;

4° Un bain de siége à eau courante avec ajutages pour douches périnéale ou vaginale ;

5° Deux cuvettes de fonte émaillée pour irrigation de bras ou de jambes.

Ces appareils, sortant des ateliers de MM. Müller et Bouillon (de Paris), sont alimentés par de l'eau minérale ou de l'eau douce, à diverses pressions.

Enfin, à côté de la salle de douches, il y a trois cabinets, dont l'un renferme une caisse pour bains de vapeur, l'autre une douche de vapeur, et le troisième est destiné aux sudations.

Ajoutons encore que, sur les côtés de l'établissement, on a installé une fabrication d'eaux et de limonades gazeuses qu'on obtient avec de l'eau ordinaire et le gaz acide carbonique des sources.

CHAPITRE II.

PROPRIÉTÉS PHYSIQUES ET CHIMIQUES.

L'analyse de la source Rimaud, que je dois à l'obligeance toute particulière de M. Lefort, a été, de la part de ce chimiste distingué, l'objet d'une étude très-intéressante sur les propriétés physiques et chimiques des eaux minérales de Couzan. C'est à cette étude, qui a été communiquée l'année dernière à la Société d'hydrologie de Paris (1), que nous empruntons les documents suivants :

« La source Rimaud accuse une température très-constante de 12 degrés centigrades. Sa surface est sans cesse agitée par un dégagement de grosses bulles d'acide carbonique, et, ce qui démontre que l'eau minérale en est sursaturée, c'est que, si l'on y plonge un corps quelconque, ou si on la verse dans un verre, elle apparaît d'abord comme laiteuse et elle produit une mousse et un petillement en tout semblable à du vin de Champagne qu'on agite à l'air. Elle laisse sur le sol un dépôt notable d'oxyde de fer hydraté.

» L'eau minérale, à la source ou transportée, ne possède aucune odeur.

» Sa saveur est très-sensiblement acidule et à peine atramentaire, parce que la petite quantité de fer qu'elle

(1) *Annales de la Société d'hydrologie*, t. XII, p. 253.

E. GOIN.

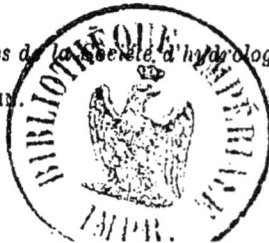

2

renferme se trouve masquée par le gaz acide carbonique. Mise en bouteille depuis quelque temps, cette
eau subit très-peu d'altération : elle abandonne seulement, comme la plupart des eaux ferrugineuses, quelques flocons d'hydrate de sesquioxyde de fer.

» Un fait très-remarquable que présente la composition de cette eau, c'est la présence d'une quantité
très-notable de potasse. Nous avons, en effet, été surpris de la proportion de potasse que renfermait l'eau de
la source nouvelle, comparativement à la proportion de
la soude, et surtout comparativement aux autres sources
de même nature. Son analyse quantitative nous a fourni
les résultats consignés dans le tableau suivant :

	Gram.	Litre.
Acide carbonique libre et combiné......	2,2027 ou	1,693
— chlorhydrique.................	0,0547	
— iodhydrique..................	indices	
— sulfurique	0,0274	
— silicique....................	0,0410	
— arsénique..................	impondérable	
Potasse	0,1570	
Soude...........................	0,8526	
Chaux	0,1696	
Magnésie	0,1074	
Lithine........................ } Alumine........................ }	impondérable	
Oxyde de fer....................	0,0082	
— de manganèse...............	indices	
Matière organique.................	indices	
	3,6206	
Résidu salin à 180°.................	2,312	

» Tous ces éléments constitutifs, convertis par la

·théorie en combinaisons salines anhydres, peuvent se représenter de la manière suivante :

Pour 1 litre d'eaux minérales :

	Gram.
Acide carbonique libre.	0,4317
Bicarbonate de soude	1,9509
— de potasse	0,3034
— de chaux	0,3870
— de magnésie	0,3436
— de protoxyde de fer	0,0177
— de protoxyde de manganèse	indices
— de lithine	
Chlorure de sodium	0,0876
Iodure de sodium	indices
Arséniate de soude	
Sulfate de chaux	0,0465
Alumine	indices
Silice	0,0410
Matière organique	indices
	3,6094

» D'après cette analyse, l'eau minérale de la source Rimaud doit être classée parmi les eaux *bicarbonatées sodiques ferrugineuses.* »

La source Fontfort, avons-nous dit plus haut, a été analysée en 1846 par M. O. Henry. Voici un extrait du rapport présenté à l'Académie de médecine :

« L'eau de Sail-sous-Couzan, connue depuis long-. temps, jouit d'une certaine réputation dans le département de la Loire et dans les pays circonvoisins. Chaque année il s'y rend un nombre de buveurs assez considérable, et, de plus, l'eau peut être facilement emportée au loin.

» Cette eau minérale, qui appartient au groupe des eaux acidules, alcalines, terreuses, renferme à côté de ses principes minéralisateurs les plus importants un peu de fer, ce qui ajoute à ses propriétés médicales. Cette eau est acidule, aigrelette et assez agréable au goût ; elle petille et mousse vivement en fournissant une partie de l'acide carbonique qui n'est pas en combinaison ; cet effet est surtout bien plus sensible à la source, où ce dégagement a lieu en jets continus.

» L'eau expédiée laisse encore dégager du gaz aussitôt qu'on débouche les bouteilles, ou lorsqu'on la soumet à une chaleur peu élevée.

» Exposée à l'air, l'eau se trouble progressivement, et il se forme une croûte cristalline d'une couleur jaune nankin ; cette matière est formée de carbonate terreux et d'un peu d'oxyde de fer.

» Quand on évapore l'eau de Sail-sous-Couzan, la production du dépôt dont nous parlons est aussi bien plus abondante ; de plus, le liquide perd son caractère acidule et devient même sensiblement alcalin.

» D'après les essais faits avec le plus de soin possible sur l'eau de Sail, on peut la considérer comme composée de la manière suivante :

Eau, 1 litre, ou 1000 grammes.

	Gram.
Acide carbonique libre.	0,492
Bicarbonate de soude.	0,527
— de potasse.	0,237
— de chaux.	0,589
— de magnésie.	0,311
— de strontiane.	traces
— de protoxyde de fer.	0,008
— de manganèse. — de lithine.	traces
Sulfate de soude.	0,140
— de chaux.	0,012
Chlorure de sodium. — de potassium.	0,120
— de magnésium.	0,030
Silicate de soude. — de chaux et d'alumine.	0,185
	2,651

» Nous terminons, ajoute M. O. Henry, en disant que les eaux minérales acidules, gazeuses, alcalines, de Sail-sous-Couzan, présentent une composition chimique qui justifie les bons effets qu'elle a produits jusqu'à ce jour. »

CHAPITRE III.

ACTION PHYSIOLOGIQUE.

Envisagé à un point de vue général, l'emploi des eaux minérales de Couzan détermine un certain nombre de phénomènes qu'on peut grouper en trois catégories très-distinctes.

En premier lieu, et pendant six à huit jours, on observe chez les personnes qui font usage de l'eau en boisson une activité fonctionnelle très-manifeste : l'appétit augmente, les digestions sont plus promptes et plus faciles, les gardes-robes plus régulières sinon plus fréquentes ; il survient une abondance insolite de diverses sécrétions, notamment de la diurèse et une transpiration assez forte ; la circulation s'anime, les forces acquièrent un surcroît d'activité, en un mot l'organisme entier est sous l'empire d'une stimulation bienfaisante qui procure une heureuse diversion dans l'esprit des malades.

Ces manifestations, qui apparaissent généralement pendant le premier septénaire, constituent ce qu'on peut appeler la *période d'excitation*.

Peu de personnes échappent à cette action ; mais on comprendra facilement, qu'en raison des diverses conditions que peuvent offrir les malades, ces phénomènes présenteront des variétés quant à leur intensité et à leur durée,

Chez les uns, par exemple, cette période sera d'autant plus courte et plus marquée que les manifestations seront plus promptes à paraître et que l'impressionnabilité des sujets sera plus grande. Chez d'autres au contraire qui seront en proie à une affection très-ancienne, qui auront été soumis à diverses médications, l'action stimulante de l'eau se fera sentir lentement et progressivement.

Dans quelques cas enfin l'excitation est presque nulle ou du moins sans effets apparents ; cela se remarque principalement chez les malades qui sont dans un état d'asthénie générale, sans force de réaction et sous l'influence d'une sorte d'apathie morale que rien ne peut vaincre.

Tout à fait au début de la cure quelques personnes éprouvent, après avoir bu deux ou trois verres d'eau, un léger sentiment d'ivresse, une ébriété fugace. Ce phénomène, dû à l'acide carbonique, n'a qu'une durée très-éphémère et ne survient en général que chez les femmes douées d'un tempérament nerveux très-prononcé.

Quelquefois aussi on observe, notamment chez les hystériques et les chlorotiques, une certaine répulsion à boire de l'eau qui, à la dose d'un seul verre, produit une sensation de plénitude et de malaise dans l'estomac. On obvie parfaitement à cet inconvénient en faisant édulcorer l'eau avec un peu de sirop de gomme ou d'orgeat ; et l'on voit alors, au bout de trois ou quatre jours, ces mêmes personnes boire l'eau seule avec plaisir et la digérer très-facilement.

Tel est, en quelques mots, l'action des eaux de Couzan durant cette première période dont la durée moyenne, avons-nous dit, est de six à huit jours.

A ces phénomènes en succèdent d'autres tout différents et qui caractérisent la seconde période ou *période critique* ou *de réaction*. Les manifestations qui apparaissent alors sont très-variables et sont, pour ainsi dire, l'exagération des symptômes morbides qui existaient antérieurement à la cure thermale.

Chez les dyspeptiques surviennent des troubles nombreux du côté des voies digestives : perte de l'appétit, bouche sèche et pâteuse, nausées et quelquefois vomissements ; les digestions sont lentes et pénibles, il y a de la constipation généralement, plus rarement de la diarrhée, presque toujours de la céphalalgie, de la courbature et parfois un léger mouvement fébrile.

Dans les cas de névroses, on observe une recrudescence très-marquée des phénomènes nerveux ; ainsi il n'est pas rare de voir chez les hystériques et les épileptiques les attaques renaître avec une fréquence inaccoutumée. Les gastralgies, de même que les diverses névralgies, deviennent plus douloureuses.

Les femmes atteintes d'affections utérines voient tout le cortége symptomatologique de ces maladies acquérir une plus grande intensité. L'aménorrhée cesse, les règles apparaissent plutôt que de coutume et en plus grande abondance.

J'ai vu, dans certains cas de catarrhes vésicaux, survenir de la dysurie avec des symptômes d'acuité, qu'il n'était que temps de modérer. Il en est de même des coliques hépatiques et néphrétiques qui peuvent être déterminées par un usage immodéré de l'eau minérale pendant les premiers jours.

On voit aussi quelquefois apparaître des douleurs rhumatismales éteintes depuis longtemps ; les affections cutanées se raniment ; en un mot, comme mon père l'avait observé « tous les vieux foyers pathologiques se réveillent et s'avivent sous l'influence des principes constituants des eaux dont l'organisation se trouve alors saturée ».

La poussée thermale est très-rare à Couzan, car je ne considère pas comme telle l'extension et l'acuité momentanée que subissent les maladies de la peau.

Lorsqu'elle survient elle est ordinairement constituée par une légère éruption papuleuse accompagnée d'un prurit peu intense et sans siége de prédilection bien marquée ; quelquefois c'est une éruption furonculeuse.

Mais dans aucun cas ce phénomène ne m'a paru avoir une signification nette et précise.

Cette période de réaction, dont nous essayons d'esquisser les traits les plus saillants, a, on le voit des caractères très-variables.

Lorsque, dans la première période, on voit l'action des eaux se porter sur tous les principaux systèmes organiques, et déterminer une activité fonctionnelle générale, ici cette action semble se localiser à la partie malade et y amener une recrudescence des divers symptômes.

Cependant ces deux modes d'action, en apparence si dissemblables, me paraissent être en réalité deux sortes de manifestations d'une même cause : l'*excitation*. Celle-ci agit d'abord sur tout l'organisme dont les fonctions ranimées et plus vives masquent pour un instant les troubles morbides ; puis elle arrive à se faire sentir sur l'organe malade qui réagit à son tour et donne lieu aux phénomènes que nous observons. Or, si cette stimulation morbide n'arrive qu'en second lieu, ne peut-on pas en chercher la raison dans le mode de vitalité différent qui existe dans un organe sain et dans un organe malade ? En effet, celui-ci, par le fait même de la lésion chronique dont il est atteint, a une vitalité beaucoup moins active et il est moins apte à subir l'influence d'un stimulant. Cela est si vrai que tous les jours nous pouvons apprécier la différence du mode d'action des eaux sur des sujets porteurs d'affections plus ou moins anciennes. Lorsque celles-ci remontent à une époque très-éloignée, l'excitation est lente et difficile à se produire ; le contraire a lieu lorsque la maladie est récente. Car plus une lésion est ancienne plus la nutrition de l'organe lésé est défectueuse, et plus conséquemment l'agent thérapeutique doit rencontrer de difficultés à faire sentir son action. C'est pourquoi il serait peut-être plus exact d'appeler les deux périodes dont nous nous occupons, la première : *excitation physiologique*, et la seconde *excitation morbide*.

Quoi qu'il en soit, et revenant à la description des phénomènes physiologiques produits par les eaux de Couzan, nous ajouterons que cette période de réaction ou d'excitation morbide, comme on voudra l'appeler, survenant après un court bien-être, amène chez plusieurs malades une déception profonde. Quelques-uns, chez lesquels ces manifestations arrivent promptement, croient à une contre-indication des eaux. Toutefois ces

phénomènes ont une durée relativement très-courte et
qui dépasse rarement deux ou trois jours.

C'est alors qu'apparaît la *période reconstituante,
sédative ou altérante.* A ce moment l'organisme venant
de subir deux secousses différentes rentre dans son état
normal; les diverses fonctions reprennent leur cours
régulier, non plus comme dans la première période sous
l'influence d'une excitation générale, non pas telle qu'a-
vant la venue aux eaux avec des troubles plus ou moins
nombreux, mais avec un ensemble et une harmonie qui
procurent aux malades une sensation de calme et de bien-
être qu'ils n'éprouvaient plus depuis longtemps. Les
forces renaissent peu à peu, les divers symptômes
morbides s'éteignent progressivement et finissent par
disparaître.

Cependant, nous devons le reconnaître, ces heureux
résultats ne se montrent aussi promptement qu'autant
que les eaux ont été employées avec discernement et
d'après des indications précises. Souvent l'effet curatif
ne se fait sentir que plusieurs semaines après le départ
des eaux.

L'action reconstituante des eaux de Couzan ressort
naturellement de leurs diverses propriétés. L'observation nous montre, en effet, leur action directe sur les
fonctions digestives qu'elles raniment et qu'elles régu-
larisent. Par suite de ces digestions plus parfaites, en
raison de la composition chimique des eaux, la nutrition
s'opère dans des conditions essentiellement réparatrices.
Une nourriture appropriée, associée à l'usage des eaux,
constitue, sans contredit, le meilleur régime analeptique
qu'on puisse désirer.

Elles sont sédatives, avons-nous dit; il est inutile
d'ajouter que ce n'est nullement à la manière de la di-
gitale sur le cœur ou des gommes résines sur le système
nerveux ; elles sont sédatives secondairement, la première impression est une perturbation, la seconde est
une sédation. Cette sédation est-elle due à la perturbation elle-même, à une substitution, à l'effet reconsti-
tuant, au rétablissement des synergies dans l'organisme?
Je ne saurais le dire d'une façon précise; toujours est-il
que le fait existe et que j'ai été à même de le constater
dans maintes circonstances.

Enfin, à dose élevée, elles sont altérantes, et, dans ce
cas, c'est l'action des bicarbonates de soude et de potasse
qui prime toutes les autres.

Ainsi, en résumé, excitation, réaction et reconstitution,
voilà les principaux effets produits par les eaux de Couzan. Maintenant ces divers phénomènes sont-ils con-
stants, sont-ils fatalement nécessaires pour aboutir à
la guérison, suivent-ils toujours et dans tous les cas une
évolution aussi régulière ? Non certes.

La description des phénomènes physiologiques que
je viens de donner suppose un emploi des eaux suivant
une règle unique et invariable pour tous les malades;
et si, dans bien des cas, j'ai pu observer ces manifestations, c'est qu'à mon arrivée à Couzan j'ai trouvé bon
nombre de malades se traitant seuls et d'une façon par
trop uniforme.

Or, il ne faut pas l'oublier, dans l'application thérapeutique des eaux minérales comme en pathogénie,
entre la cause et l'effet, il y a l'être vivant doué d'une
idyosyncrasie propre, d'une impressionnabilité particu-

lièré, d'une puissance de réaction variable chez chaque individu, avec des aptitudes spéciales, et il y a de plus ici la maladie qui complique singulièrement la question.

Il est donc bien difficile d'établir des règles fixes et de déterminer d'avance dans quels cas on devra favoriser ou modérer l'excitation, quand et comment on devra modifier l'application des eaux, dans quelles circonstances il conviendra de rechercher ou d'éviter la réaction, etc. Ceci ne peut se déduire que de l'examen direct des malades, et c'est en se basant à la fois sur les propriétés chimiques et physiologiques des eaux et sur l'observation clinique qu'on peut conclure à telle ou telle indication spéciale. Et de même que l'action des eaux est complexe, de même que les maladies chroniques présentent des variétés sans nombre, de même aussi les indications et les applications seront nombreuses et variables. La direction donnée au traitement a une importance que personne ne conteste, et, du reste, pour s'en rendre compte il suffit de voir les heureux résultats que fournissent des eaux à peine minéralisées, mais qui sont employées d'après tous les préceptes de l'hydrologie médicale.

Je ne dirai qu'un mot, en terminant, sur les bains d'eau minérale : ils sont excitants, et l'excitation se traduit principalement par de l'insomnie et de l'agitation. Cet effet est surtout très-sensible lorsque les malades prennent leur bain dans la soirée.

CHAPITRE IV.

Dyspepsies.

Nous devons le reconnaître tout d'abord, il est peu de stations thermales qui ne revendiquent le pouvoir de guérir la dyspepsie. Mais, disons-le aussi, il est peu d'état morbide aussi varié quant à ses formes et dont l'étiologie soit aussi complexe.

Si l'on considère certaines *dyspepsies protopathiques* qui surviennent, comme l'a indiqué M. Durand-Fardel, sous l'influence de causes hygiéniques, si l'on admet qu'à ces dyspepsies il suffit généralement, pour les voir disparaître, d'opposer une hygiène meilleure, on comprendra comment toutes ou presque toutes les eaux minérales peuvent compter des succès.

En pareils cas, ce n'est pas à l'action spéciale d'une eau minérale que l'on s'adresse, c'est au changement de milieu ; c'est une diversion aux travaux habituels et aux préoccupations des malades que l'on recherche, c'est aux diverses ressources balnéothérapiques que l'on a recours.

Et si les eaux minérales ne sont pas formellement indiquées, elles rendent néanmoins de grands services. Elles sont souvent l'unique moyen de soustraire les malades aux causes pathogéniques auxquelles ils sont journellement soumis.

Cependant, toutes choses égales d'ailleurs, une eau faiblement minéralisée, une eau bicarbonatée mixte sera toujours préférable.

Ce genre d'eaux minérales qui, dans la pratique journalière, a reçu une si entière consécration dans le traitement des affections du tube digestif, au point d'être l'objet aujourd'hui d'une exportation considérable, ces eaux employées aux sources mêmes ont une efficacité incontestable, lorsque les dyspepsies dont nous parlons sont déjà anciennes et réclament une médication plus active que de simples moyens hygiéniques.

La source Fontfort de Couzan se trouve parfaitement applicable dans ce cas. L'eau prise en boisson, des bains tempérés, quelques douches froides, nous fournissent tous les jours les résultats les plus heureux.

Voici du reste un exemple qui vient à l'appui de ce que j'avance et qui montre avec quelle rapidité l'action des eaux se fait sentir dans ces sortes de dyspepsies.

OBSERVATION I. — *Dyspepsie accompagnée de vomissements des aliments.*—*Guérison.*—M. C..., de Cotance, âgé de trente et un ans, m'est adressé par le docteur Alvin, le 1er août 1866. Ce malade, qui est cultivateur, a un tempérament nerveux et une constitution assez faible. Depuis trois mois et sans cause appréciable, il rejette par des vomissements une grande partie des aliments; lorsque cette expulsion n'a pas lieu d'une façon complète, les digestions sont très-pénibles et accompagnées de douleurs intestinales très-vives. Le désir de manger existe néanmoins, mais il est modéré par la crainte de ces accidents. Léger bruit de souffle dans les vaisseaux du cou. Palpitations nerveuses, un peu de céphalalgie. Rien à la poitrine, ni du côté des sécrétions. Ce malade, qui n'a jamais eu d'affections graves, se nourrit mal et travaille beaucoup. Depuis deux mois, il a maigri énormément, ses forces sont épuisées.

Prescription. — Trois demi-verres d'eau matin et soir, augmenter progressivement la dose pour arriver au bout de trois ou quatre jours à boire trois verres entiers matin et soir. Un bain d'eau minérale tous les deux jours.

Les premiers jours du traitement, le besoin de manger se fait vivement sentir, les vomissements ont diminué de fréquence.

Le 8 août, il survient un malaise général, de la courbature, de la céphalalgie, le pouls est plus accéléré que de coutume, les vomissements ont redoublé. Je fais suspendre l'eau à jeun pour ne l'employer qu'aux repas coupée avec du vin.

Le 12, le malade va beaucoup mieux, les vomissements n'ont pas eu lieu hier et aujourd'hui. Prendre quatre verres d'eau par jour à la source, un bain tous les jours.

Le 15, le mieux se maintient, pas de vomissements, l'appétit renaît, les digestions sont plus faciles.

Le 20, le malade part guéri.

Si maintenant nous envisageons les *dyspepsies deu-téropathiques*, dyspepsies dont il faut chercher le point de départ ailleurs que dans les voies digestives et qui demandent un traitement en rapport avec celui de la maladie première, là nous nous trouvons en présence d'indications beaucoup plus précises.

Ainsi aux dyspepsies qu'on observe chez les anémiques, chez les convalescents, à celles qui surviennent dans les diverses cachexies ou qu'on rencontre si fréquemment dans les affections utérines, on opposera une médication reconstituante ; et c'est alors qu'on aura recours aux eaux bicarbonatées sodiques ferrugineuses.

Nous avons à Couzan la source Rimaud qui rentre dans cette catégorie, et l'observation clinique vient justifier son emploi dans ces sortes de dyspepsies.

Lorsque les phénomènes nerveux dominent chez un malade, là encore nous sommes en droit d'en recommander l'usage ; car, ainsi que cela ressort de l'action physiologique, si les eaux de Couzan sont primitivement excitantes, cette action n'est souvent que le préambule nécessaire de la sédation. Nous avons vu fréquemment les phénomènes nerveux redoubler après quelques jours d'usage des eaux pour disparaître complétement par la suite.

Quant aux formes de la dyspepsie, qu'elle soit atonique, flatulente, bilieuse, qu'elle soit accompagnée d'acidité ou de méricisme, les eaux de Couzan réussissent bien. Si maintenant une dyspepsie est intimement liée à une diathèse strumeuse ou herpétique, dans ce cas les eaux chlorurées ou sulfureuses me semblent bien préférables. Si la diathèse qui régit la dyspepsie est de nature arthritique, les eaux de Couzan, comme toutes les eaux bicarbonatées sodiques, sont d'un emploi très-rationnel.

Reste la dyspepsie douloureuse ou gastralgique.

L'observation III que nous donnons plus loin en est un exemple guéri par les eaux de Couzan.

OBSERVATION II. — *Dyspepsie.* — *Léger engorgement de l'utérus.* — *Traitement de vingt-six jours.* — *Guérison.* — Mᵐᵉ Marie P...., âgée de vingt et un ans, mariée depuis quatre ans, d'un tempérament nerveux, et d'une faible constitution, vient à Couzan le 26 juin 1865.

Il y a deux ans, quelques jours après être accouchée, et avant d'être bien rétablie, elle reprit ses occupations habituelles, et depuis ce temps, elle n'a jamais eu une bonne santé. Elle se plaint surtout de la perte de l'appétit, de digestions douloureuses, accompagnées de météorisme, et d'une forte constipation. Quand elle ne mange pas, elle souffre très-peu. Cette malade a de légères palpitations, sans bruit de souffle manifeste.

Les règles sont assez régulières, mais peu abondantes et peu colorées. Dans l'intervalle des époques menstruelles, elle a de la leucorrhée. L'utérus est très-légèrement engorgé, et le col présente une érosion très-peu marquée.

Il n'existe aucune autre manifestation, pas de maladies antécédentes.

Prescription. — Trois demi-verres d'eau matin et soir, coupée avec un peu de sirop d'orgeat. Bains d'eau minérale, douche ascendante.

Cette malade eut une légère surexcitation le sixième jour, puis tout rentra dans l'ordre, et elle partit guérie le 23 juillet.

OBSERVATION III. — *Gastralgie dyspeptique, avec un commencement d'hypochondrie.* — *Vingt-sept jours de traitement.* — *Guérison.* — M. A...., de Saint-Bonnet, vient aux eaux le 28 juin 1865. D'un tempérament lymphatico-nerveux, et d'une constitution moyenne, ce malade souffre depuis environ deux ans. Il n'a presque pas d'appétit; il a des vomissements fréquents, le matin principalement. Il est parfois pris de douleurs vives du côté de l'estomac, en dehors de l'époque des digestions. Celles-ci sont lentes et pénibles, le ventre et l'estomac sont ballonnés; il existe une constipation opiniâtre.

Douleurs de tête, et lorsque le malade se baisse pour ramasser un objet à terre, il a des vertiges, il ne dort pas les nuits. Ce malade est très-affecté de son état; il se croit atteint d'une maladie incurable; il a même souvent des envies de pleurer.

Prescription. — Trois verres d'eau le matin et autant le soir. Bains d'eau minérale frais tous les deux jours. Pendant les six premiers jours, le malade va mieux; il reprend courage, il mange d'un meilleur appétit, mais il passe des nuits très-agitées.

Le 5 juillet, il vient me trouver; il est découragé, les douleurs ont reparu plus vives, il n'a plus d'appétit; il a une courbature générale, un léger mouvement fébrile. Je l'engage à continuer le même traitement, tout en diminuant la quantité d'eau à boire, dose qu'il avait portée beaucoup plus loin que celle que je lui avais indiquée.

Tout rentra bientôt dans l'état normal, et il put partir après vingt-sept jours de traitement très-bien rétabli, avec un bon appétit. Les forces étaient revenues, ainsi que le sommeil, et depuis quinze jours, il n'avait pas eu de crampes d'estomac.

Nous croyons inutile de multiplier ici le nombre des observations de dyspepsies. On en retrouvera, du reste, plusieurs exemples dans les observations que nous donnons plus loin, et qui se rapportent parfaitement à ce que nous venons de dire.

Ainsi, pour nous résumer, les eaux de Couzan seront rationnellement indiquées dans les dyspepsies proto-pathiques anciennes et récentes, dans les dyspepsies deutéropathiques dépendant d'une altération du sang, des affections utérines, des convalescences, des cachexies et des névropathies. Elles seront très-utiles, enfin, dans les dyspepsies gastralgiques et arthritiques.

Chlorose. — Anémie.

Si l'on se reporte au mode d'action des eaux de Couzan, si l'on tient compte de leur composition chimique, on comprendra les heureux résultats qu'elles peuvent fournir dans la chlorose et dans l'anémie.

Sans contester l'efficacité du fer dans la chlorose, on peut, du moins, admettre qu'il n'est pas nécessaire de l'employer à dose élevée ; ce qui est important, c'est de régulariser et de favoriser la digestion, c'est de modérer l'irritabilité nerveuse, et alors la plus légère quantité de fer aura une action certaine. C'est ainsi que l'appauvrissement du sang se guérit très-bien à Couzan.

Nous joignons souvent à l'emploi de l'eau minérale des affusions et des douches froides.

Dans les cas de chloroses anciennes et bien confirmées, il est souvent indispensable de suivre le traitement indiqué durant plusieurs saisons, tandis qu'une seule suffit généralement à guérir une anémie accidentelle.

OBSERVATION IV. — *Chlorose.* — *Gastralgie.* — *Vingt-quatre jours de traitement.* — *Amélioration.* — Le 26 juin 1865, vient à Couzan Mlle Marie R...., de l'Auvergne, âgée de dix-neuf ans, qui a un tempérament lymphatique, et une constitution en apparence assez forte. Cette jeune fille est souffrante depuis six ans, époque de l'apparition de ses règles. Elle a peu d'appétit, ou du moins un appétit capricieux, des vomissements fréquents, principalement le matin. Douleurs vives et non continues à l'estomac ; ventre météorisé, constipation.

Palpitations, bruit de souffle, œdème des parties inférieures. Ses menstrues apparaissent assez régulièrement, mais peu abondantes ; leucorrhée.

Deux verres d'eau minérale matin et soir pour commencer. Bains frais tous les jours.

Le 20 juillet, elle part dans un état très-satisfaisant. Les vomissements ont disparu, l'appétit est plus fort, les digestions plus faciles. L'œdème a bien diminué.

OBSERVATION V. — *Chlorose confirmée.* — *Dyspepsie.* — *Aménorrhée complète depuis dix mois.* — *Quinze jours de traitement.* — *Retour des règles.* — Mme C...., âgée de vingt et un ans, vient prendre les eaux le 6 juillet 1865. Cette malade, d'un tempérament lymphatico-nerveux, et d'une constitution affaiblie, souffre depuis quatre ans. A cette époque, après un mois de mariage, elle devient veuve, depuis lors une tristesse profonde s'est emparée d'elle, puis peu à peu se sont développés les symptômes suivants : diminution de l'appétit, digestions lentes, vomissements fréquents qui ont disparu aujourd'hui, douleurs entéralgiques, constipation, palpitations, bruit de souffle continu dans les vaisseaux du cou ; souffle doux, mais prononcé au premier temps et à la base du cœur. Les jambes sont œdématiées.

Elle ressent une légère oppression et une toux sèche peu fréquente. Rien à l'auscultation.

Céphalalgie, douleurs lombaires.

Depuis le mois d'octobre, les règles n'ont pas paru, l'utérus est sain ; il existe de la leucorrhée.

Je prescris à cette malade une très-petite quantité d'eau minérale pour commencer, en augmentant progressivement jusqu'à quatre verres par jour. Bains d'eau minérale. Rien de bien sensible ne se manifeste les premiers jours ; enfin, le neuvième jour apparaissent les règles qui ne durent que deux jours à peine, peu abondantes avec de la dysménorrhée. Je supprime tout traitement pendant cette époque, pour y revenir ensuite. Malheureusement la malade est partie quelques jours après sans tenir compte du conseil que je lui donnais de rester plus longtemps, et de faire une nouvelle saison le mois suivant.

Affections utérines.

Je ne puis, dans un travail de ce genre, entrer dans les diverses considérations que comporte un sujet aussi important. Je tiens seulement à constater que par l'emploi des eaux minérales de Couzan on obtient, dans un grand nombre de maladies de l'utérus, des résultats très-remarquables. C'est principalement dans la métrite chronique avec ou sans ulcération, accompagnée ou non de leucorrhée ou d'aménorrhée, que ces effets sont très-manifestes.

Modifier l'état général, combattre l'altération locale, tels sont les deux ordres d'idées qui doivent guider dans le traitement de l'engorgement utérin. Or, l'état général peut se présenter sous deux aspects principaux : appauvrissement de l'organisme ou névropathie. Dans le premier cas, j'emploie l'eau de la source Rimaud, dont je crois avoir suffisamment fait ressortir l'action reconstituante; dans le second, lorsque le système nerveux est dans des conditions telles que la moindre surexcitation soit à redouter, j'ai recours à l'eau de la source Fontfort, qui est moins minéralisée et dont on peut facilement modérer ou empêcher l'acion légèrement stimulante des premiers jours. Je dois dire cependant que cette excitation primitive est rarement à craindre, et qu'en la surveillant avec soin, elle est plutôt avantageuse que nuisible pour obtenir une guérison durable. Une des précautions les plus utiles à prendre en pareil cas, c'est de suspendre l'usage des eaux pendant l'époque menstruelle.

Maintenant, il est certain que j'emploie contre la lésion locale un traitement local, mais, je le répète, l'eau
minérale n'en conserve pas moins à mes yeux une efficacité incontestable. Si je ne craignais de surcharger
cette notice d'un trop grand nombre d'observations, on
pourrait se convaincre que cette action est évidente et
qu'on ne peut la nier quel que soit du reste le traitement
local que l'on emploie. Ainsi, dans les deux exemples
que je rapporte plus loin, il est hors de doute, qu'on
doit tenir un grand compte du traitement hydro-minéral. Sans lui je n'aurais certainement pas obtenu une
guérison aussi prompte et aussi franche. La rapidité
avec laquelle s'est opéré dans un cas la résolution de
l'engorgement et dans l'autre, la réparation de l'ulcère,
indique toute la part qui doit revenir à l'action de l'eau
minérale. Il m'est arrivé plusieurs fois, avant de venir à
Couzan de soigner des engorgements de l'utérus avec le
même mode de traitement local et les moyens généraux
ordinaires, et sans contredit la guérison était beaucoup
plus lente à venir.

Pour terminer ce que j'ai à dire sur la métrite chronique, j'ajouterai que dans certains cas il peut être
utile de combattre directement quelques symptômes
particuliers. Ainsi il arrive quelquefois que la métrite
est accompagnée de vives douleurs qui rendent l'examen, sinon impossible, du moins très-pénible, je conseille alors des injections d'acide carbonique qui, dans
plusieurs circonstances, m'ont rendu de grands services.

Il est un autre phénomène que j'ai très-fréquemment
observé chez les femmes atteintes d'affections utérines,
je veux parler du froid que ressentent les malades dans !

les extrémités inférieures. On arrive facilement à le faire disparaître par quelques douches froides ou mieux encore par des bains de pieds écossais.

Enfin il y a la constipation, qui, lorsqu'elle ne disparaît pas par l'usage des eaux, l'exercice et les moyens hygiéniques, cède promptement à l'emploi de quelques douches ascendantes à une faible pression et à 12 ou 15 degrés.

OBSERVATION VI. — *Engorgement induré du col de l'utérus.* — *Commencement de cachexie.* — *Dix-huit jours de traitement.* — *Guérison.* — Mme L...., âgée de cinquante ans, vient aux eaux le 4 août 1866. Cette malade, qui a une faible constitution et un tempérament nerveux, est souffrante depuis environ trois ans. Elle n'a pas d'appétit, elle a des vomissements fréquents, des douleurs entéralgiques très-vives parfois. Garderobes assez régulières.

Elle a eu ses règles il y a deux mois encore. Le col utérin est gros, dur, bosselé et en antéversion ; faiblesse générale, teint cachectique.

De prime abord on pourrait croire à la présence d'un cancer. Je tentai néanmoins le traitement que j'emploie contre les engorgements utérins qui me donna un résultat pour ainsi dire inespéré.

Je prescrivis d'abord sept verres d'eau par jour et un bain d'eau douce tous les deux jours.

Le 9 août, iode dans le vagin.

Le 12 août, il y a déjà un mieux sensible, le col est un peu ramolli. Cautérisation de la lèvre antérieure.

Le 16, la lèvre antérieure seule est encore un peu dure. Iode dans le cul-de-sac antérieur.

Le 19, l'utérus est beaucoup mieux, toute dureté a presque disparu. Bains et injection longtemps continuée.

Le 20, iode dans le vagin.

Le 22, la malade part à peu près guérie. Le teint cachectique s'est bien amendé. Plus de douleurs de ventre, bon appétit; les forces sont revenues, et l'utérus est dans un très-bon état.

OBSERVATION VII. — *Engorgement de l'utérus.* — *Large ulcération du col.* — *Dyspepsie.* — *Trente-trois jours de traitement.* — *Guérison.* — Mme B...., âgée de trente ans, habitant Saint-Étienne, vient à Couzan le 29 juin 1866. Cette dame est souffrante depuis quatre ans; elle a commencé à être malade à la suite d'une longue maladie de son mari, durant laquelle elle a passé les nuits à veiller. Elle a des digestions pénibles et douloureuses, peu d'appétit, pas de vomissement, constipation opiniâtre, palpitations légères, un peu de bruit de souffle doux.

Les règles avancent presque toujours, et durent huit jours; le sang est pâle. Leucorrhée assez abondante.

L'utérus est gros et engorgé avec un peu d'antéversion; le col présente une ulcération de la grandeur d'une pièce de 2 fr. qui occupe les deux lèvres.

Prescription. — Six verres d'eau minérale par jour, bains, trois douches ascendantes. J'introduis dans le vagin un petit tampon d'ouate, contenant un mélange par parties égales d'iode et d'alun.

Le 3 juillet, l'appétit est revenu, la malade se trouve mieux. Cautérisation de l'ulcération avec le chlorure de zinc liquide.

Le 7 juillet, un peu de malaise, une douche ascendante, nouvelle cautérisation.

Le 11, iode dans le vagin.

Le 13, l'utérus a beaucoup diminué de volume, et l'ulcération d'étendue. Faire des injections dans le bain.

Le 20, la malade vient d'avoir ses règles, aucun traitement n'a été fait pendant ce temps. Aujourd'hui je trouve l'utérus revenu à peu près à son état normal; l'ulcération a presque disparu. L'appétit est augmenté, les digestions se font bien. Cautérisation.

Le 29, l'utérus est complétement guéri, et le 2 août la malade part dans un très-bon état de santé.

Ce que j'ai dit sur l'engorgement de l'utérus me dispensera de m'arrêter sur les engorgements des autres viscères abdominaux. Je dirai seulement avec M. le docteur Rimaud que « les malades de la plaine du Forez, à rate et à foie hypertrophiés, abondent à Couzan ; toujours ils s'en trouvent bien, surtout si un bon régime et quelques préparations de kina sont joints à l'usage des eaux. »

Gravelle. — Goutte.

N'ayant encore observé à Couzan qu'un très-petit nombre de cas de gravelle, je ne me serais certainement pas arrêté à cette question si je ne pouvais m'appuyer sur l'autorité du docteur Rimaud. Aussi est-ce à ce médecin distingué que j'emprunte les détails suivants :

« Les eaux minérales de Couzan sont pour ainsi dire le spécifique de la gravelle. Les goutteux, les graveleux, sont presque tous envoyés à Vichy, depuis que les théories chimiques règnent en médecine. Vichy contient 5 à 6 grammes de bicarbonate de soude par litre, et ce sel décomposant les calculs d'acide urique qui sont les plus nombreux, on en a conclu qu'il guérissait la gravelle, tandis qu'il ne guérit qu'un symptôme. Les graviers sont le résultat et non le principe de l'état morbide appelé *coliques néphrétiques, gravelle ;* la cause pathogénique de cette maladie ne réside pas dans les reins, l'écoulement d'urines sableuses n'en est que la crise, comme les jetées articulaires ne sont que la crise de la goutte.

» Couzan, qui est loin d'être aussi alcalin que Vichy, la guérit tout aussi bien, et mieux lorsque au lieu d'être composés d'acide urique, les sables sont formés de phosphate de magnésie et d'ammoniaque, de phosphate de chaux ou d'oxalate de chaux.

» Quelle est donc la manière dont se comportent nos eaux ? Outre l'action chimique qui ne s'adresse qu'à un symptôme matériel et dont l'action quelque passagère qu'elle soit n'est pas à dédaigner, comme on a voulu le faire, outre l'action comme liquide diurétique qui désagrége, dissout le mucus animal qui agglomère les sables surtout dans les gravelles phosphatiques, elles modifient l'état des muqueuses, y provoquent de véritables crises et les ramènent à fonctionner normalement ; de même qu'elles modifient l'état des muqueuses gastro-intestinales dans les dyspepsies, de même que le mont d'Or et Bonnes modifient la muqueuse pulmonaire.

» De ce que nous venons de dire touchant le mode d'action des eaux minérales sur les muqueuses génito-urinaires et sur la diathèse graveleuse, il découle qu'elles conviendront à quelques cas de catarrhes de la vessie qui sont sous l'influence de cette diathèse ou qui ont besoin d'une certaine stimulation.

» Voici quelques observations prises parmi plusieurs autres que je possède : M...., habitant les environs de Saint-Étienne, avait tous les ans des coliques néphrétiques qui le jetaient dans le plus déplorable état ; on traitait la crise par les sangsues, les grands bains, les délayants. Par hasard, je fus mis en rapport avec lui et je l'engageai à se rendre à Sail-sous-Couzan, une fois ses coliques passées, pour en prévenir le retour. Il voulut, avant de suivre mon avis, consulter à Lyon M. B., à qui il s'adressa, lui prescrivit de se rendre à Contrexéville, lui avouant qu'il n'avait nulle connaissance de la station de Couzan. Ainsi, voilà près de nous des eaux actives, souveraines contre une maladie assez commune, qui sont ignorées des principaux médecins de Lyon. Tant pis pour nos eaux, tant pis surtout pour les pauvres malades! Notre graveleux fut soulagé par Contrexéville, il eut néanmoins une nouvelle attaque cette année même. L'été suivant, pour éviter un long voyage et encouragé par plusieurs personnes qui avaient trouvé leur guérison à Couzan, il se décida à en essayer pendant deux saisons. Depuis il n'a plus eu de coliques rénales. Ami de la bonne chère, il a pu quitter le régime sans en éprouver d'inconvénient, en ayant toutefois la précaution de se pourvoir de cette eau à domicile et d'en user de temps en temps à ses repas.

» Un prêtre des environs de Rive-de-Gier, atteint de gravelle urique, s'est guéri par deux saisons passées à Couzan.

» J'ai vu un négociant de Saint-Étienne, tourmenté par d'atroces souffrances, rendre à Sail un gravier de la grosseur d'un tuyau de plume. Quelques Lyonnais, entre autres M. Pesin, bandagiste, s'y sont guéris de la même affection.

» La gravelle et la goutte ont une certaine parenté : dans l'une et dans l'autre il y a prédominance d'acide urique, l'une et l'autre sont héréditaires. Je sais une amille dont presque tous les membres sont graveleux, même les femmes.

» Les succès de Vichy dans la goutte ne sont pas dus exclusivement au bicarbonate de soude qui n'a rien de spécifique contre cette maledie; plusieurs sources qui n'en contiennent pas ou fort peu, Néris, Bade, Wiesbaden, la guérissent aussi bien. Pougues était autrefois renommé sous ce rapport. Contrexéville, d'après le dire d'un médecin inspecteur, est très-favorable aux goutteux. D'où je conclus que les eaux de Sail, si puissantes dans la gravelle, ne pourraient être que favorables dans les affections goutteuses, en enrayant le trouble profond qui les commande, en favorisant l'élimination normale des principes azotés.

» Je n'ai pas d'observation de goutte guérie à Couzan, les gens riches qui, pour l'ordinaire, en sont atteints, préférant se rendre à des sources où ils trouvent plus de confortable. Cependant j'ai connu un goutteux fréquemment affecté de dyspepsie à forme bilieuse, chez lequel quelque temps d'usage de ces eaux a fait disparaître cette maladie. Aujourd'hui, grâce à de bonnes voies digestives et à une assimilation parfaite, il n'est plus podagre; mais suivant un régime trop azoté et menant une vie sédentaire, il est devenu polysarcique. »

Affections nerveuses.

Les eaux de Couzan ont sur certaines névroses une action qu'on ne peut nier. Il est certain que si l'on songe à l'alliance fréquente qui existe entre divers états nerveux et la déglobulisation du sang, on se rendra facilement compte de l'heureuse influence de ces eaux en pareil cas.

Cependant je les ai vues réussir très-bien dans plusieurs circonstances où les eaux de Vichy, par exemple, seraient formellement contre-indiquées ; c'est ainsi qu'elles sont très-efficaces dans les états névropathiques si fréquents dans les maladies des femmes, dans les chloroses hystériformes et dans l'hystérie elle-même. La surexcitation qui survient au début du traitement est presque toujours d'un bon augure, mais elle doit être surveillée avec soin.

OBSERVATION VIII. — *Hystérie.* — *Gastralgie dyspeptique.* — *Dix-sept jours de traitement.* — *Amélioration.* — Mlle M...., âgée de vingt-six ans, d'un tempérament lymphatique et d'une moyenne constitution, vient prendre les eaux de Couzan le 11 juillet 1866. Elle est malade depuis trois ans ; elle éprouve tous les phénomènes de la gastralgie dyspeptique, elle a un appétit capricieux, les digestions sont lentes et douloureuses. A jeun, elle a parfois des douleurs vives à l'estomac. Elle se plaint surtout d'une douleur intense dans la tête ; elle ressent le phénomène de la boule hystérique, elle n'a jamais eu d'attaques convulsives.

Elle a de légères palpitations, sans bruit de souffle.

Je lui prescris quatre demi-verres d'eau matin et soir, coupée avec de l'infusion de tilleul. Un bain d'eau douce frais tous les jours.

Le 16 juillet, elle accuse tous les phénomènes de l'embarras gastrique. Je lui fais prendre 20 grammes d'huile de ricin ; le surlendemain, elle reprend son traitement, et le 28 elle part bien améliorée.

OBSERVATION IX. — *Hystérie.* — *Chlorose.* — *Vingt-six jours de traitement* — *Amélioration.* — Mlle T...., brodeuse, âgée de trente-deux ans, d'une constitution assez forte et d'un tempérament nervoso-bilieux, est souffrante depuis environ deux ans. Elle vient prendre les eaux le 18 juillet 1866, et je la trouve dans l'état suivant : elle se plaint surtout de douleurs diverses; elle a des douleurs de tête presque constamment, souvent des éblouissements; elle éprouve la sensation de la boule hystérique, des douleurs intercostales, et le long de la cuisse, suivant le trajet du nerf sciatique. Rien de particulier du côté du tube digestif. Elle a des palpitations très-fortes parfois, et l'auscultation des vaisseaux du cou fait entendre un bruit musical. Les règles sont irrégulières et un peu pâles.

Je lui conseille de boire quatre à cinq demi-verres d'eau matin et soir, un bain d'eau minérale tous les deux jours, et quelques affusions froides, suivies d'énergiques frictions.

Dès le 22 juillet, elle éprouve une surexcitation très-marquée, les douleurs sont plus vives, surtout la sciatique. Elle a une sorte de crise hystérique, mais qui ne va pas jusqu'à une attaque franche.

Je la laissai reposer un jour, et je lui fis reprendre son traitement en ajoutant un bain tous les jours, et quelques douches de vapeur sur la cuisse.

Le 14 août, elle part dans un état très-satisfaisant. Les douleurs, depuis plusieurs jours, sont considérablement calmées; et au dire de la malade, depuis longtemps elle ne s'était trouvée aussi bien.

CHAPITRE V.

EMPLOI DE L'ACIDE CARBONIQUE.

L'emploi thérapeutique de l'acide carbonique a reçu dans ces derniers temps une impulsion toute nouvelle.

Et si aujourd'hui l'Allemagne semble avoir le monopole de cette application, je dois constater que c'est à mon père que revient le mérite d'avoir le premier utilisé cet agent. C'est à Saint-Alban que cette médication fut mise en usage pour la première fois dans une station d'eau minérale. Voici du reste comment M. Rimaud s'exprime à cet égard : « l'Allemagne emploie l'acide carbonique en inhalation, Saint-Alban néanmoins paraît l'avoir devancée sous ce rapport. M. Goin fut conduit à employer ce gaz par l'observation d'un ouvrier asthmatique employé au curage de la source ; menacé plusieurs fois d'asphyxie pendant cette opération, il s'aperçut qu'il respirait avec beaucoup plus de facilité après avoir été soumis à l'action asphyxiante de l'atmosphère du canal souterrain. » Or, si depuis l'éloignement de mon père de Saint-Alban, ce moyen thérapeutique y est fort négligé, comme le dit M. Rimaud, ou à peu près abandonné, comme l'avance M. Demarquay, je tiens essentiellement à l'établir à Couzan d'une façon aussi complète que possible. Aidé en cela par l'expérience de mon père, guidé par les travaux importants qui ont paru sur ce sujet, secondé avec une bienveillance peu commune par les propriétaires des eaux, j'ai tout lieu de croire que d'ici à quelque temps nous n'aurons plus à envier à l'Allemagne une médication de cette nature.

Les recherches de M. Rotureau (1), le livre de M. Herpin de Metz (2) et le remarquable ouvrage de M. Demarquay (3) auxquels il faut ajouter notamment les études plus spéciales de MM. Willemin, Simpson, Spengler, Verneuil, Le Juge, Granville, Broca, etc., etc., ont puissamment contribué, de nos jours, à donner à cette médication une importance justement méritée.

Je me bornerai à indiquer ici les diverses applications dont est susceptible l'acide carbonique. Voici comment M. Herpin de Metz résume les propriétés thérapeutiques générales de ce gaz :

1° Il est un excitant énergique du système périphérique ; il rappelle à la peau la chaleur et la vie, il détermine une abondante transpiration où il la rétablit lorsqu'elle est supprimée.

2° Appliqué à la surface des plaies et des ulcères, il apaise et diminue la douleur par ses propriétés analgésiques et sédatives ; il calme et diminue les douleurs nerveuses et rhumatismales ; il apaise promptement les souffrances causées par diverses affections, notamment celles du col et du corps de l'utérus ; il facilite la résolution des engorgements de cet organe.

(1) *Des principales eaux minérales de l'Europe.* Paris, 1858, V. Masson.

(2) *De l'acide carbonique et de ses propriétés*, etc. Paris, 1864, J. B. Baillière.

(3) *Essai de pneumatologie médicale*, etc. Paris, 1866, J. B. Baillière.

3° Comme antiseptique et désinfectant, il assainit promptement les plaies et les ulcérations de mauvaise nature.

4° Il hâte et favorise notablement la cicatrisation des plaies.

5° Comme excitant du système vasculaire, il rappelle les flux menstruel, hémorrhoïdal, lorsqu'ils sont accidentellement supprimés.

6° Comme agent chimique, il tient en dissolution, à l'état de bicarbonate, l'élément calcaire qui constitue les os, il sert à leur renouvellement et à la formation du cal.

Il attaque et décompose les phosphates et les urates qui forment la base des calculs vésicaux, des concrétions goutteuses, de la gravelle, etc.; il peut être avantageusement employé contre ces maladies.

7° Administré sous la forme d'inhalation et mélangé avec l'air ou la vapeur d'eau, ou en dissolution dans l'eau, il est souvent très-utile contre certaines affections ou ulcérations du larynx, des voies respiratoires et du poumon.

8° Dissous dans l'eau et ingéré sous la forme d'eau gazeuse, il stimule l'appétit, favorise la digestion.

Affections des voies respiratoires. — C'est principalement dans l'*asthme nerveux*, dans les toux quinteuses ou spasmodiques, que les inhalations de gaz réussissent très-bien.

M. Demarquay cite une observation empruntée à mon père, où ce traitement a complétement guéri un cas d'asthme très-caractérisé.

Moi-même j'ai eu occasion de voir l'année dernière une dame qui vint à Couzan se plaignant principalement d'étouffements et ayant par moments une grande difficulté à respirer. Ces phénomènes, il est vrai, ne survenaient pas sous forme d'accès nocturnes, mais l'auscultation attentive du cœur et des poumons ne me fit rien découvrir qui expliquât ce symptôme. Cette malade avait de plus une dyspepsie bien accusée, et il y a trois ans elle a subi un long traitement pour une maladie de l'utérus. En recherchant dans les antécédents, je pus m'assurer de l'existence d'une diathèse rhumatismale dominant tous ces états morbides. En effet, il y a environ vingt ans, elle a eu un rhumatisme articulaire aigu. Depuis ce temps, elle a toujours été plus ou moins souffrante. Elle éprouve souvent des douleurs névralgiques diverses et fugaces. De plus, elle a perdu il y a onze ans un fils qui est mort d'un rhumatisme articulaire aigu avec complication du côté du cœur.

Cette dame était déjà venu il y a deux ans aux eaux. Je ne la vis qu'une fois au milieu de sa saison, et je lui conseillai de respirer l'acide carbonique, concurremment avec le traitement hydro-minéral.

Cette année elle revient à Couzan et m'annonce que depuis les aspirations de gaz les étouffements ont disparu. Elle se plaint toujours de mauvaises digestions.

Sous l'influence du traitement des eaux, elle ressentit au bout de huit jours un peu de surexcitation avec malaise et courbature, et son oppression reparut. Je lui conseille de nouveau le gaz en inhalation, et après vingt-cinq jours elle put partir dans un état très-satisfaisant.

« Quant à des faits précis constatant l'heureuse in-

fluence de l'acide carbonique sur la *phthisie*, dit M. le
docteur Demarquay (1), notre expérience personnelle
ne nous a rien appris, et c'est même pour cela que nous
avons donné avec tous leurs détails les observations que
nous avons pu recueillir dans les auteurs, afin d'engager
nos confrères à essayer d'un moyen aussi commode à
employer dans les établissements spéciaux et aussi inof-
fensif dans tous les cas. Aujourd'hui, et ceci est un en-
couragement, nous avons de bien plus grandes facilités
que les médecins du dernier siècle, pour pratiquer avec
le plus de chances de succès la thérapeutique pneuma-
matique. Nous savons, en effet, qu'en envoyant un
malade à une station d'eaux minérales pourvue d'une
source d'acide carbonique, nous commençons déjà à modifier par le déplacement les conditions pathogéniques dans
lesquels il se trouve; puis on peut associer la médication hydro-minérale à l'inhalation gazeuse comme un
utile adjuvant, sans compter les autres ressources que
fournit l'hygiène. Il serait donc fort regrettable qu'à la
proposition de renouveler les essais tentés autrefois, on
se contentât de répondre par cette espèce de fin de non
recevoir : Tout cela a déjà été fait; tout cela est usé. »

L'acide carbonique, employé surtout par M. le docteur
Willemin (2), dans les *angines chroniques*, a donné à
ce médecin de très-bons résultats. M. Demarquay rapporte plusieurs exemples de guérison.

Relativement à l'action de ce gaz sur les voies digestives, je n'ai qu'à renvoyer à ce que j'ai dit sur les dys-

(1) *Loc. cit.*, p. 485.
(2) M. Willemin, *Revue d'hydrologie médicale*, décembre 1858.

pepsies. Au principe gazeux contenu dans l'eau minérale revient une large part dans les effets produits. J'ajouterai seulement que d'après M. Rotureau, l'acide carbonique en humage peut être très-utile dans les gastralgies.

Emploi externe. — Les applications de ce gaz à l'extérieur sont très-nombreuses. Nous citerons les plus importantes. C'est principalement contre le *cancer ulcéré* qu'un grand nombre de tentatives ont été faites. L'application de l'acide carbonique en pareil cas est devenue, pour M. Demarquay, une pratique usuelle sur laquelle, dit cet éminent chirurgien, l'expérience clinique s'est tout à fait favorablement prononcée.

Il est évident qu'on ne guérit pas le cancer par ce moyen, mais la douleur est calmée, la suppuration devient moins fétide et moins abondante, et souvent on amène un commencement de cicatrisation ou l'on arrête tout au moins l'ulcération dans son extension.

De nombreuses observations de cicatrisation des *plaies* ou des *ulcères* par l'acide carbonique existent dans la science. On trouve notamment, dans la thèse de M. le docteur Salva (1), des faits très-intéressants relatifs à cette question.

Maladies des yeux. — Dans plusieurs circonstances, l'acide carbonique m'a rendu de grands services. J'ai eu surtout occasion de l'employer dans des cas de conjonc-

(1) *Du gaz acide carbonique comme analgésique et cicatrisant des plaies.* Paris, 1860.

tivite et de blépharite strumeuse, J'ai vu guérir en quinze jours une femme qui depuis quatre ans avait une conjonctivite essentiellement scrofuleuse. Elle avait eu recours à un grand nombre de moyens qui tous avaient échoué. Depuis deux ans la guérison s'est maintenue.

Voici du reste une autre observation dans le même genre :

OBSERVATION X. — *Blépharo-conjonctivite*, — *Emploi de l'acide carbonique*, — *Seize jours de traitement*. — *Guérison*. — Mlle Élisa B...., de Neulyse, m'est envoyée le 8 juillet 1865, par le docteur Poyet, de Feurs. Cette jeune fille a un tempérament scrofuleux et une forte constitution.

Elle habite un rez-de-chaussée très-humide. Depuis quatre ans elle est souffrante ; elle a eu un engorgement des glandes sous-maxillaires, actuellement elle a une blépharo-conjonctivite de l'œil gauche. En effet, l'œil et les paupières sont baignés par une sécrétion muqueuse qui, le matin, s'accumule dans l'angle des paupières ; le bord de celles-ci est rougeâtre, un grand nombre de cils sont tombés ; lorsqu'on renverse la paupière, la muqueuse est rouge, et l'on y voit des vaisseaux développés, ainsi que sur la conjonctive oculaire.

Matin et soir, et une demi-heure chaque fois, avec de légères interruptions toutes les cinq minutes, j'employais l'acide carbonique sur l'œil malade. Les premiers instants, ce traitement excitait la sécrétion des larmes, déterminait un picotement assez fort ; puis, peu à peu, la rougeur diminua, ainsi que les sécrétions muqueuses, et le 24 juillet la malade put partir, ne conservant qu'un peu d'épiphora. — J'ai revu la malade l'année dernière, l'inflammation de l'œil n'avait pas reparu.

Maladies de l'oreille externe. — « Dans toutes les surdités qui tiennent à une affection chronique du conduit auditif, les douches gazeuses rendent de très-grands services, dit M. Rotureau (1); ainsi leur utilité est reconnue dans toutes les otorrhées qui dépendent, soit d'une subinflammation de la muqueuse, soit d'une maladie des os déterminée surtout par un vice scrofuleux.

» Les douches ont produit encore d'heureux effets lorsque la paracousie a une cause différente, que l'examen le plus attentif essaye vainement de localiser. Je conseille donc, dans tous les cas, de faire suivre cette médication aux malades chez lesquels les autres modes de traitement seraient devenus impuissants; mais comme cette tentative elle-même pourrait ne pas vaincre la surdité, il importe alors que les malades ne conçoivent pas des espérances dont la perte leur laisserait de trop vifs regrets. »

Je dois ajouter que, dans ces cas, l'emploi de l'acide carbonique demande une certaine surveillance. Je n'ai eu occasion de traiter que deux malades dans ces circonstances. L'un n'entendait presque plus depuis cinq ans, il me fut impossible, malgré l'examen le plus attentif, de définir la nature de l'affection. Il n'y avait ni suppuration, ni rougeur de la muqueuse, qui était au contraire sèche avec peu de sécrétion.

Dix-huit jours de douches gazeuses dans l'oreille rétablirent complétement sa fonction.

Un autre malade avait plutôt de la paracousie que de la surdité véritable; il avait des bourdonnements d'oreille, mais rien encore dans l'état des muqueuses n'indiquait la cause de ces phénomènes. Je lui conseillai d'essayer l'acide carbonique. Ce malade, au bout de

(1) *Étude sur les eaux minérales de Nauheim.*

cinq à six jours, n'obtenant pas un soulagement assez
rapide, crut agir plus efficacement en se faisant donner
une douche au-dessus du gazomètre même et avec une
pression beaucoup plus forte que celle qu'on emploie
habituellement. Dès le lendemain, il ressentit des douleurs et une tension assez vive dans le conduit auditif
externe, il y avait une rougeur très-marquée, et, quelques jours après, un léger mouvement fébrile se mani-
festa, et un abcès se fit jour à l'extérieur.

Il existe encore une maladie contre laquelle un grand
nombre de médicaments échouent, et qui peut éprouver
un grand soulagement par l'emploi de l'acide carbonique, je veux parler de l'*ozène*. Je n'ai eu qu'une seule
fois occasion d'employer le gaz dans cette circonstance,
et malheureusement la malade ne put continuer assez
longtemps le traitement, qui déjà commençait à agir
très-heureusement.

Gravelle. — Voici comment M. Herpin (de Metz) (1)
résume l'action de l'acide carbonique sur les calculs
urinaires : « Les propriétés analgésiques que possède
l'acide carbonique de calmer les douleurs de la vessie;
la facilité que l'on a de l'administrer en boisson, et,
localement, en injections et en irrigations; les propriétés
qu'il possède d'attaquer les phosphates ammoniaco-
magnésiens, etc., de rendre solubles les carbonates de
chaux, de décomposer l'urate d'ammoniaque et d'en
précipiter l'acide urique (qui sont les éléments principaux des calculs) ; tous ces faits n'autorisent-ils pas à

(1) *Loc. cit.*, p. 362.

penser que l'acide carbonique, convenablement employé, serait l'agent le plus convenable pour opérer la dissolution ou la désagrégation des calculs urinaires, spécialement des calculs de phosphates ammoniaco-magnésiens, d'urate d'ammoniaque? »

M. Demarquay dit avoir employé avec succès l'acide carbonique dans certains cas de *névralgie vésicale* et de *cystite*. Il rapporte également le fait d'une malade atteinte d'un *catarrhe vésical* très-intense qui fut notablement amélioré par ce moyen.

Affections utérines. — D'après M. Herpin, c'est surtout dans les maladies particulières aux femmes que se manifestent, au plus haut degré d'utilité, les propriétés analgésiques désinfectantes, cicatrisantes et résolutives de l'acide carbonique. Selon cet auteur, « ce médicament, en douches ou en injections, soit à l'état de gaz, soit en dissolution dans l'eau, est indiqué et peut être employé avec les plus grands avantages dans :

» 1° La *dysménorrhée* avec congestion utérine, pour apaiser les douleurs qui précèdent l'établissement du flux menstruel;

» 2° L'*aménorrhée*, pour rappeler la menstruation supprimée;

» 3° La *leucorrhée*, la *chlorose*, etc.;

» 4° Les *engorgements* et *ulcérations fongueuses du col de l'utérus*, comme analgésique, résolutif et cicatrisant;

» 5° Les *engorgements hypertrophiques* ou avec *induration* (métrite chronique);

E. GOIN.   5

» 6° Les *déviations* de la matrice, *flexion, antéversion ;*

» 7° Les *névralgies utérines ;*

» 8° Les *ulcérations* de nature *cancéreuse ;*

» 9° Les *accouchements*, soit pour combattre l'inertie de l'utérus, soit pour provoquer l'*accouchement artificiel.* »

Mais, disons-le, c'est principalement dans la dysménorrhée, la leucorrhée, les névralgies utérines et les ulcérations, que l'acide carbonique a une utilité bien reconnue.

Telles sont, en résumé, les diverses applications thérapeutiques de cet agent. Comme on a pu le voir dans ces quelques lignes, j'ai tenu à m'appuyer sur des auteurs dont le talent et l'autorité ne sauraient être méconnus de personne. Une telle médication, avec des applications aussi nombreuses et variées, fournissant des résultats qui de prime abord peuvent sembler exagérés, a besoin, en effet, pour prendre rang dans la thérapeutique, d'être présentée par des personnalités scientifiques justement appréciées.

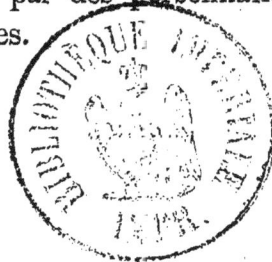

FIN.

TABLE DES MATIÈRES

Paris. — Imprimerie de E. MARTINET, rue Mignon, 2.

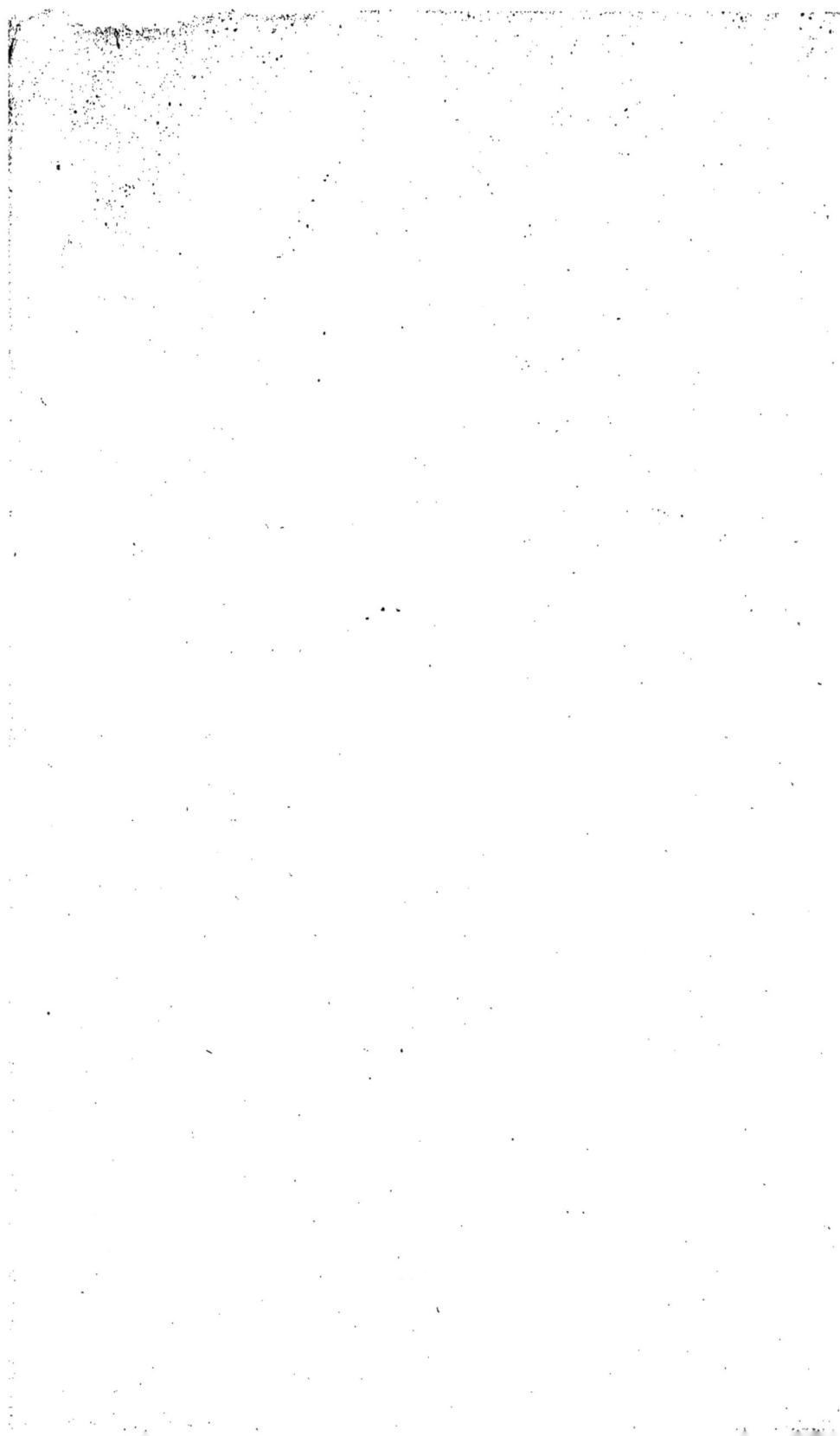

www.ingramcontent.com/pod-product-compliance
Lightning Source LLC
Chambersburg PA
CBHW070747220326
41520CB00052B/2356